Larrey.

NOTICE

SUR

L'ÉPIDÉMIE

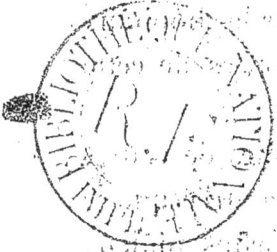

DU

CHOLÉRA-MORBUS INDIEN,

Qui a régné dans les ports méridionaux de la Méditerranée et dans toute la Provence, pendant les mois de juillet et d'août 1835;

Par le baron LARREY,

Inspecteur, membre du Conseil de santé des armées, de l'Institut de France, chirurgien en chef de l'Hôtel royal des Invalides, etc.

Conformément au désir que l'Académie des Sciences m'avait exprimé, je me suis empressé de lui communiquer, dans sa dernière séance du 21 septembre, le résumé des observations que j'ai faites, des mesures que j'ai prises ou conseillées partout où j'ai passé, et de la méthode rationnelle du traitement relatif à l'épidémie du choléra que j'ai introduite dans tous les hôpitaux civils ou militaires des villes frappées de cette maladie.

Il est bien évident qu'un concours de causes graves a fait développer, dans la contrée que je viens de parcourir, le choléra-morbus indien, dont le principe morbifique paraît avoir réellement été transmis de l'Inde, où il est endémique ; que certains vents l'ont successivement entraîné jusqu'à cette zone ; et que, dans sa marche, recevant, en plus ou en moins des surfaces qu'il a parcourues, des émanations propres à son développement, ses effets sur l'homme ont été plus ou moins fâcheux, selon l'état moral, l'idiosyncrasie ou le défaut d'intégrité physique de celui-ci (1).

Le passage de cette sorte d'effluve épidémique sur les ports méridionaux de la Méditerranée et sur les lieux circonvoisins, où il a sévi avec tant de force, coïncidant avec les émanations insalu-

---

(1) Si cette épidémie ne reparaît plus dans nos contrées après l'hiver rigoureux de 1836 qui s'est fait sentir avec la même intensité dans toute l'Europe, notre opinion sur l'existence d'une sorte de miasme particulier transporté par les vents de l'Inde dans cette région de la terre serait vérifiée.

bres qui s'élèvent habituellement des bassins de
là plupart de ces ports ou d'autres sources mias-
matiques, le concours de ces deux circonstances a
fait développer les propriétés pernicieuses de
cette épidémie, et a imprimé sur les habitans
plus ou moins accessibles à ses effets cette sorte
de stupeur qui produit immédiatement une vraie
névrose ataxique, caractère distinctif de ce choléra qui a décimé les populations des pays où il
a passé. Ainsi, le bassin du port de Toulon,
comme celui du port de Marseille, recevant les
immondices de la ville par les aqueducs qui s'y
débouchent, fournissent, dans certaines circonstances, des émanations insalubres. Cependant,
il n'a fallu rien moins qu'une saison aussi chaude
que celle qu'on a subie en Provence, cette an-
née, pendant les mois de juillet et d'août, et sur
les bords de la Méditerranée (où le thermomètre
de *Réaumur* n'a cessé de marquer 29, 30, 31
et 32 degrés au dessus de zéro), pour que les
eaux de la mer n'aient point entièrement neutra-
lisé les gaz pernicieux qui se dégagent des ex-
crémens humains et autres substances animales
putréfiées versées dans ces bassins par les tor-
rens de pluie ou par les aqueducs.

A ces émanations, presque nulles pendant les
autres saisons, se sont joints dans ces deux villes,
surtout à Toulon, que je connais parfaitement,

les émanations infectes résultant du séjour des matières désignées plus haut, dans des réduits particuliers (sorte de latrines) ou dans des vases non fermés usités dans toutes les maisons, l'entassement des individus dans des habitations dont la capacité était disproportionnée à leur nombre ; enfin, la terreur qui s'était établie parmi les habitans de ces ports de mer, par les effets foudroyans de la maladie, et par l'idée que quelques médecins avaient répandue sur sa prétendue contagion, ce qui a causé une émigration subite et prodigieuse. Néanmoins, cette émigration a été utile aux personnes qui y étaient restées, en agrandissant l'espace de leurs habitations. Les effets de cet entassement se sont manifestés aussi dans le bagne et les casernes du port, d'ailleurs tenus très proprement et bien ventilés. Les condamnés, qui travaillent constamment dans les ateliers qui bordent le bassin rempli de ces eaux infectes, ont dû se ressentir les premiers des émanations dont nous avons parlé : certes, on ne pouvait obtenir de grands succès du traitement, quoique rationnel, mis en usage sur les malades transportés à l'hôpital de terre, parce qu'il ne présente point les conditions voulues pour un bon hôpital (1). Au total, il y aurait de

_____

(1) Un rapport a été fait au ministre de la guerre sur cet hôpital.

très grandes et très dispendieuses améliorations
à faire dans cette place forte, pour faire dispa-
raitre toutes les causes locales d'insalubrité. Cette
question fixera sans doute un jour l'attention du
Gouvernement.

Avant de parler de Marseille, je ferai quelques
réflexions sur deux ou trois phénomènes singu-
liers que j'ai observés sur divers points de la
contrée où le choléra a sévi avec plus ou moins
d'intensité. L'un de ces phénomènes a été la dis-
parition subite, ou l'émigration totale des oiseaux
qui ne vivent que dans un air pur, tels que les
passereaux, les merles, les grives et les hirondelles; aucun de ces oiseaux n'a été trouvé mort
sur le terrain, et cette émigration a eu lieu dans
toute la région de la Provence qui s'étend, par
trois routes divergentes, d'Avignon à Toulon, à
Marseille, à Arles et à Tarascon.

Est-ce l'influence épidémique qui les a fait
émigrer, ou bien est-ce l'excessive chaleur qu'on
a éprouvée dans cette contrée? On aurait peut-
être pu le vérifier, si l'on eût fait des recherches
attentives dans les cavernes, communes dans les
montagnes qui bordent la Méditerranée; car j'ai
eu l'occasion de remarquer, dans mes anciennes
campagnes d'Espagne et d'Italie, que les hirondelles, loin de passer les mers, comme on l'avait
cru, du moins certaines espèces, se tapissent, à

l'instar des essaims d'abeilles, dans les anfractuo-
sités des grottes profondes qu'on trouve en grand
nombre sur les revers des gorges ou vallons des
montagnes des Alpes et des Pyrénées (1).

Un deuxième phénomène a été une quantité
innombrable de cigales, que nous croyons être
de l'espèce de celles qui ne paraissent dans certaines contrées du midi de l'Europe que tous les
quarts de siècle ou tous les dix-sept ans (*cicada
septemdecim*); leur chant produisait le même
bruit que le son des grelots de mes chevaux de
poste. Les habitans des campagnes ne se rappel-
lent point en avoir vu une aussi grande quantité
depuis longues années (2). Dans l'Ancien-Monde,
toutes les grandes épidémies, telles que la peste,
étaient toujours précédées d'une *plaie d'insectes*,
tels que mouches ou sauterelles. L'épidémie pes-

(1) C'est dans la grotte creusée profondément dans la
montagne désignée sous le nom de l'*Hirondellière* (vallée
de la Maurienne), que j'ai trouvé, à la fin de l'hiver de
1797, ces *essaims* d'hirondelles.

(2) Mon célèbre confrère, M. le professeur Duméril, à
qui j'ai montré plusieurs individus de cette cigale que j'a-
vais pris sur des oliviers aux environs d'Aix, centre de
l'épidémie, m'a assuré que ces insectes appartenaient réellement à l'espèce désignée sous le nom de *cicada septemdecim*.

tilentielle qui régna, en 1799, en Égypte, et qui
fit périr plus de cent mille musulmans, avait été
précédée d'une plaie générale de mouches et de
plaies partielles de sauterelles.

Dans ma marche d'Avignon à Marseille, pendant les deux journées du 24 et du 25 juillet, j'ai
été frappé du tableau que m'ont offert les populations de ces villes et de celles intermédiaires ;
les voitures, les charrettes, les chevaux et les
ânes garnis de bâts, chargés de familles entières,
se précipitaient confusément et sans interruption
sur la même route, que j'eus la plus grande peine
à parcourir pour arriver à ma destination. La
terreur et la consternation étaient empreintes sur
la physionomie de la plupart des hommes et des
femmes qui faisaient partie de ces convois émi-
grans.

J'ai rendu compte à M. le Ministre de la guerre,
dans un premier rapport que je lui ai adressé de
cette dernière ville, du résultat de ma visite dans
les hôpitaux, les casernes, et dans tous les lieux
particuliers qui ont été le siége de la maladie.

Dans les casernes, j'avais pris des mesures
hygiéniques dont quelques unes devraient être
appliquées à toute l'armée : telle est, par exemple,
celle relative à la literie des soldats, qui consiste
à faire retrousser le matin les fournitures à la
tête du cadre du lit, depuis le lever jusqu'à l'heure

du coucher. Cette mesure conserve les fournitures intactes et empêche le soldat de se coucher pendant le jour, ce qui nuit à ses mœurs et à sa santé, surtout lorsque, dans les vingt-quatre heures, il en a consacré huit au repos.

Une boisson légèrement tonique et agréable au goût a été prescrite dans tous les corps : elle consiste dans une infusion légère de camomille, édulcorée avec du bois de réglisse et mêlée à un vingtième de bon vin rouge. Des lotions journalières de propreté furent recommandées, les bains de mer défendus, et des mesures de salubrité furent prises partout où il y avait indication.

Pour tranquilliser les esprits et prévenir l'expansion des miasmes insalubres qui pouvaient s'élever des cadavres des cholériques, lorsque surtout ils entrent en putréfaction (ce qu'on a vu chez un grand nombre dans ce climat chaud), et pour empêcher que les corps ne fussent ensevelis trop tôt, ce qui est arrivé peut-être à Avignon, j'avais recommandé de faire couvrir ou envelopper ces corps, immédiatement après le décès, d'un mauvais drap, trempé dans le *chlorure de chaux*. A l'aide de cette enveloppe désinfectante, on pouvait attendre avec sécurité les vingt-quatre heures et davantage, s'il était nécessaire.

La maladie, dans cette contrée, a présenté, à quelques variations près, le même caractère qu'à Paris et autres pays de la France septentrionale. Un grand nombre de cas ont été foudroyans. Chez plusieurs, la teinte cyanosée couvrait toute l'habitude du corps, comme si on les eût trempés dans une teinture d'indigo ; chez d'autres, aux épiphénomènes propres du choléra se sont joints le *trismus*, ou des symptômes tétaniques, que les irritans extérieurs faisaient rapidement aggraver ; mais, chez tous, le coma existait à des degrés différens, ce qui prouve que la congestion cérébrale a constamment lieu dans cette maladie.

Les nécropsies que j'ai faites moi-même, ou que j'ai fait faire sous mes yeux, ont fait vérifier, dans tous les cas, ce que j'avais observé à l'Hôtel des Invalides, à Paris, lors de l'épidémie cholérique de 1832. (Voy. le quatrième volume de ma *Clinique chirurgicale*.)

Nous allons maintenant récapituler les principaux symptômes qu'offre la maladie dans sa marche, et nous retracerons ensuite succinctement les lésions cadavériques que nous avons observées.

A l'invasion, mal-aise, vertiges, prostration de forces ; nausées ou vomissemens ; sécrétions muqueuses et séreuses augmentées ; ensuite contractions involontaires aux membres, avec des

crampes plus ou moins douloureuses ou violentes ; refroidissement de la langue, de la surface
du corps et surtout des extrémités, qui se cou-
vrent d'une teinte bleuâtre, ainsi que le pour-
tour des yeux, le nez et les oreilles ; enfin, l'individu s'affaiblit rapidement, l'état algide augmente ; il tombe dans le coma, et la mort survient
souvent après quelques heures d'une sorte d'a-
gonie.

A l'autopsie du corps, on trouve constamment
une congestion plus ou moins prononcée dans le
cerveau, dont tous les vaisseaux, et surtout les
veines, sont gorgés de sang noir, et point de sé-
rosité dans ses ventricules.

Ramollissement du tissu du cœur ; dilatation
anormale de ses cavités, qui sont remplies de
caillots de sang de la même couleur, et ces caillots se prolongent dans les gros vaisseaux, à des
distances plus ou moins éloignées. Des bulles
d'air se rencontrent souvent dans les troncs veineux des membres. Les poumons sont affaissés,
crépitans, exsangues ; les membranes de l'estomac et des intestins sont presque toujours in-
jectées de sang noir, et l'on trouve souvent à leur
surface des taches bleuâtres analogues à la teinte
extérieure. La vessie, dépourvue d'urine, est
crispée sur elle-même ; les muscles, plus ou
moins roides par l'effet des crampes ou des con-

tractions spasmodiques, ont une teinte cramoisie;
les os eux-mêmes prennent, chez quelques cholériques, une teinte garance, ainsi que nous l'a-
vons observé le premier dans les corps des invalides.

On ne trouve pas toujours les traces apparentes
de la névrose, bien que la maladie paraisse atta-
quer d'abord le système nerveux. Telles sont, en
général, les principales lésions intérieures ; certes, d'après ces faits, on peut croire à l'*asphyxie*
du cœur.

Ces résultats constans, et sans presque nulle
différence, m'ont porté à indiquer un traitement
rationnel, qui doit être, à quelques variations
près, toujours le même. Il consiste 1° à faire
prendre au malade, pour débarrasser l'estomac,
une infusion filtrée d'ipécacuanha ; 2° à ranimer,
par tous les moyens indiqués, la chaleur latente
et la circulation dans les vaisseaux capillaires du
cutis et des membranes muqueuses des organes
de la vie intérieure : ainsi, les corps qui con-
tiennent beaucoup d'oxigène ou qui offrent une
certaine capacité au calorique, à l'aide desquels
on frictionne avec modération, mais d'une manière permanente, les surfaces du corps des cholériques, et surtout les membres, sont les plus
propres à faire développer les propriétés vitales
dans les parties refroidies, frappées de stupeur

ou de paralysie : telles sont la neige ou la glace, qu'on promène sur ces surfaces avec la main armée d'un gant de laine; à défaut de glace, les huiles toniques de camomille, de millepertuis légèrement camphrées; les substances alcooliques ou éthérées, qu'on emploie en frictions avec la main nue (1). 3°. Pendant cette période algide, des petits morceaux de glace pris intérieurement, ou de légères infusions aromatiques sucrées, à la température atmosphérique et à petites doses, sont également propres à rétablir la circulation dans les vaisseaux capillaires de ces membranes intérieures. 4°. A ces moyens, on fait immédiatement succéder l'application des ventouses mouchetées ou scarifiées sur les hypocondres, les régions épigastrique, dorsale, lombaires et sur la circonférence du bas-ventre; on modifie les effets de ces saignées révulsives à volonté; 5° on passe successivement à d'autres topiques révulsifs, tels que le moxa posé à la base du crâne, sur les côtés du rachis et à l'épigastre (2), des cataplasmes sinapisés aux membres et sur le bas-

(1) Aux effets du frottement, cette main ajoute une propriété magnétique qui agit essentiellement sur le système nerveux.

(2) On prévient la formation de l'eschare et la suppuration par l'application immédiate sur la brûlure d'un peu d'alcool.

ventre, à une température un peu chaude; 6° enfin, la chaleur s'étant un peu rétablie, on fait
envelopper les quatre extrémités et le corps dans
des portions de couvertures de laine, et on exerce
une compresse uniforme sur ces membres à
l'aide de bandes; on ajoute à ces enveloppes des
foyers de chaleur artificielle, dont on augmente la
force graduellement et à volonté, tels que des
bouteilles de grès, etc. Intérieurement, il faut se
borner à des boissons albumineuses ou mucila-
gineuses sucrées et légèrement acidulées avec des
acides végétaux.

Tous les remèdes internes, préconisés tour à
tour, sont constamment inutiles et souvent nui-
sibles; or, il faut s'en abstenir. Les nécropsies et
l'expérience ont fait reconnaître l'identité des
effets de la maladie, les vraies causes de la mort,
et le résultat fâcheux de ces remèdes internes.

Nous avons essayé, M. le docteur Ribes et
moi, pendant l'épidémie du choléra indien, en
1832, sur un assez grand nombre des invalides
qui en furent atteints au plus haut degré, le
galvanisme, qu'on avait préconisé comme l'un
des moyens les plus prompts et les plus efficaces
de ceux mis en usage contre cette épidémie;
ainsi nous introduisîmes le conducteur d'un pôle
positif d'une forte pile dans la bouche de plusieurs de ces cholériques, et le conducteur du

pôle négatif dans l'intestin rectum. Nous appli-
quâmes aussi, sur les mêmes individus, la même
électricité, à l'aide des aiguilles à acupuncture,
qu'on introduisait dans différentes parties du
corps.

· Par l'un et l'autre de ces procédés on pro-
duisit des convulsions plus ou moins violentes,
qui faisaient développer les crampes et les dou-
leurs du patient. Enfin, après un certain nombre
d'essais infructueux, nous avons été obligés d'a-
bandonner ces moyens, qui ne nous ont présenté
que de fâcheux résultats.

Les caléfacteurs de tout genre, tels que les
bains chauds et les bains de vapeurs appliqués
brusquement sur les surfaces congelées, ou pendant l'état algide, déterminent la putréfaction ou
la gangrène locale, et accélèrent la mort de l'individu (1).

Les Russes ont le soin de faire dégeler leur
poisson dans l'eau froide, avant de le livrer au
cuisinier. Des batraciens, ou des poissons sur-
pris et enveloppés dans les glaces, survivent
lorsque ces glaces se fondent spontanément, par
l'élévation graduée de la température, tandis

_____

(1) Voyez, dans ma *Campagne de Russie*, les mémoires
sur les causes de la gangrène de congélation et sur les effets
du froid.

que, si l'on faisait fondre ces glaces sous l'action
d'une chaleur artificielle appliquée immédiatement, on trouverait ces animaux morts et pu-
tréfiés (1).

Les vésicatoires, dont les effets d'ailleurs sont
très lents, le fer chaud, posés par l'intermé-
diaire de substances résineuses, ou les huiles
essentielles, ont des inconvéniens analogues. Les
parties excoriées de la peau se frappent de gangrène, ou il en résulte des ulcères profonds.

Les linimens caustiques, tels que la pommade
ammoniacale de Gondret, tant préconisée et usitée
dans plusieurs hôpitaux, sont également nuisi-
bles ; ils augmentent le spasme et la névrose. J'ai
vu, chez un sujet, à Toulouse, l'usage de cette
pommade faire développer cette névrose au point
de provoquer le tétanos le plus intense que j'aie
jamais observé. Indépendamment des excoria-
tions qu'elle avait produites, la contraction et la
roideur des membres avaient été portées à un si
haut degré, que les fibres motrices, plissées sur
elles-mêmes, étaient prêtes à s'arracher de leur
insertion tendineuse. L'ouverture du corps de ce
tétanique fut faite à l'hôpital militaire, en pré-

(1) Les expériences de M. Bory de Saint-Vincent con-
firment la vérité de cette dernière assertion.

sence de plusieurs médecins étrangers, et des membres du conseil de salubrité.

Par les mêmes motifs, l'alcool camphré, la quinine, l'acétate de morphine, le bismuth, l'huile de cajeput, la poudre de charbon, le tannin, etc., pris intérieurement, crispent ou enflamment, et désorganisent les membranes muqueuses des intestins.

Les lavemens, ou les injections forcées d'eau chaude dans le tube intestinal, ont les mêmes inconvéniens que les bains chauds à l'extérieur; les capillaires de cette membrane muqueuse se gonflent sous l'action de cette chaleur humide, et se frappent de gangrène, ou il se produit immédiatement des gaz qui météorisent les intestins et font suffoquer le malade. Les médecins philanthropes ont déjà fait justice de l'injection de l'eau chaude dans les veines. Tout le monde sait quel a été le sort des malheureux crédules de la transfusion du sang au dix-septième siècle, tant préconisée pour rajeunir les vieillards. Les partisans de l'injection intérieure ou de l'application extérieure de ces substances aqueuses, à une température élevée, parmi lesquels on compte néanmoins des professeurs justement célèbres, ont eu en vue de rendre au sang le sérum qu'il a perdu, ou la fluidité nécessaire à sa libre circulation; mais on ne peut rétablir ou entretenir le jeu des fonctions dans les organes de notre économie que par une addition de propriétés vitales parfaitement identiques ou homogènes, que la physique ou la chimie ne peut transmettre de l'extérieur à l'intérieur, mais qu'on fait développer par tous les moyens propres à ranimer celles qui sont restées latentes chez l'individu; et cette méthode révulsive extérieure, que nous proposons et que nous avons introduite partout où nous avons passé, est, selon nous, la plus propre à atteindre ce résultat; elle est, sans doute, la plus rationnelle et la plus efficace.

Mais, pour qu'elle produise tous les effets désirés, il faut insister ou persévérer sans interruption sur l'emploi de ces topiques, surtout sur celui des ventouses mouchetées, qui ont la double propriété de ranimer l'électricité nerveuse, la circulation centrifuge, de dégorger les vaisseaux capillaires veineux de la peau, et, de proche en proche, ceux des organes de la vie intérieure. La saignée est impraticable, et les sangsues, d'ailleurs très inutiles, ne peuvent avoir les mêmes effets; mais il faut s'empresser d'ouvrir la veine jugulaire aussitôt qu'elle devient sensible, ou, à son défaut, l'artère temporale, pour désemplir très promptement les vaisseaux

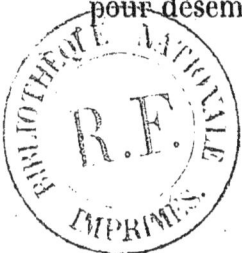

de l'encéphale, avant que l'apoplexie ne survienne ;
car l'un des constans et principaux effets du
choléra est de produire une congestion plus ou
moins profonde dans le cerveau ; enfin, il faut
considérer les cholériques comme les blessés que
fournit une bataille ; si les chirurgiens, qui
oublient souvent leur propre existence pour sau-
ver la vie à leurs semblables, ne portaient pas
avec la même ardeur et la même activité leurs
secours à tous les blessés, sans interruption et
d'une manière permanente, un très grand nombre succomberait dans les premières heures du
combat.

Un hôpital de cholériques est donc un vrai
champ de bataille.

La réaction survenue et établie, on rem-
plit les indications qui peuvent s'offrir, selon
la nature des symptômes morbides qui annon-
cent une lésion quelconque dans les organes inté-
rieurs.

- C'est au génie du médecin à les apprécier et à
indiquer les moyens curatifs.

Telles sont les bases du traitement rationnel
inséré dans mes mémoires, et que j'ai fait mettre
en pratique partout, avec un succès plus ou
moins marqué.

Cette épidémie, après avoir sévi avec une vio-

lence extrême, et pendant une cinquantaine de
jours, dans les villes que nous avons désignées,
s'était graduellement apaisée; et, enfin, elle
était parvenue à son déclin, à l'époque de mon
départ de plusieurs de ces cités : 1° par le passage des vents du sud, sud-est et sud-ouest, qui
avaient régné pendant tout le mois de juillet et
presque tout le mois d'août, au nord et au nord-
ouest; ce qui fit abaisser la température. Ces
derniers vents, surtout, ayant été accompagnés
de pluies douces et sans orages, produisirent sur
la santé des populations où l'épidémie régnait
des effets salutaires. En Égypte, les mêmes vents
diminuaient l'intensité de la peste, tandis que
les premiers, c'est à dire les vents du sud et du
sud-est, la faisaient développer avec une grande
force (1); 2° à ces causes principales d'évaporation
ou de neutralisation de ce principe épidémique, on
doit ajouter les mesures qu'on s'est empressé de
mettre en usage presque partout, pour faire
disparaître les causes locales d'insalubrité, per-
fectionner l'hygiène des troupes et des habitans
des villes où le choléra s'était déclaré; 3° par le
calme que nous avons concouru à rétablir dans
l'esprit des populations alarmées par de fausses
idées de contagion, que nous sommes néanmoins

_____

(1) Voyez ma *Campagne d'Égypte* , article *Peste*.

parvenus à dissiper entièrement ; 4° enfin , par l'introduction d'une médication simple , rationnelle, facile à mettre en usage, dont les résultats avantageux fixaient la confiance des malades et encourageaient les médecins.

Paris , le 25 septembre 1835.

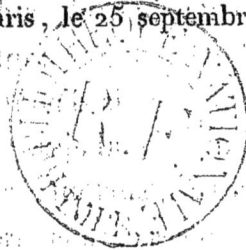

IMPRIMERIE DE Mᵐᵉ HUZARD (née VALLAT LA CHAPELLE), RUE DE L'ÉPERON-SAINT-ANDRÉ-DES-ARTS, N° 7.

www.ingramcontent.com/pod-product-compliance
Lightning Source LLC
Chambersburg PA
CBHW050435210326
41520CB00019B/5945